BEI GRIN MACHT SICH IHR WISSEN BEZAHLT

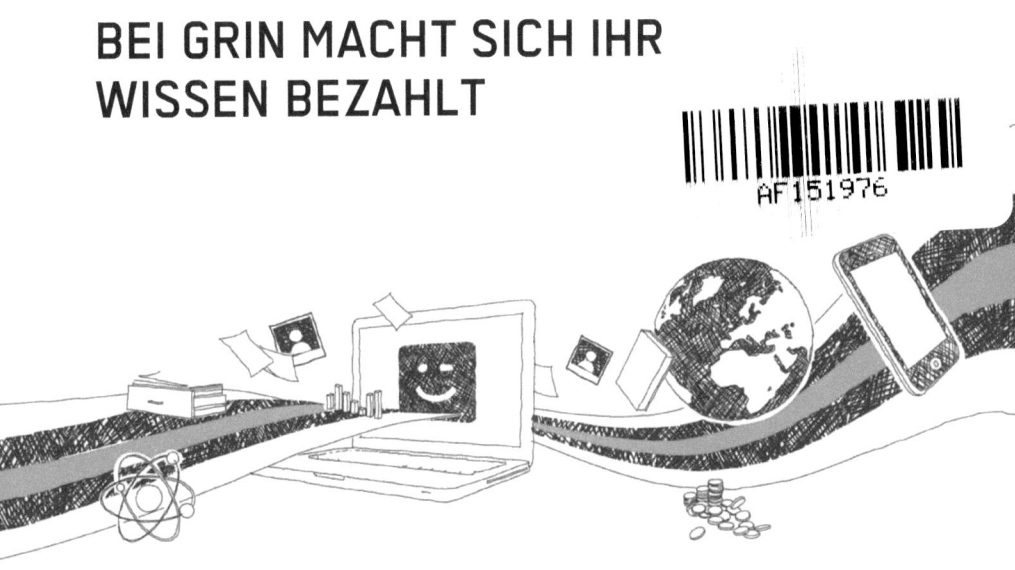

- Wir veröffentlichen Ihre Hausarbeit,
  Bachelor- und Masterarbeit

- Ihr eigenes eBook und Buch -
  weltweit in allen wichtigen Shops

- Verdienen Sie an jedem Verkauf

Jetzt bei www.GRIN.com hochladen
und kostenlos publizieren

GRIN

Ernst Probst

Elisabeth Kübler-Ross - Die berühmteste Sterbeforsche-rin der Welt

GRIN Verlag

Bibliografische Information der Deutschen Nationalbibliothek:

Die Deutsche Bibliothek verzeichnet diese Publikation in der Deutschen National-
bibliografie; detaillierte bibliografische Daten sind im Internet über http://dnb.d-
nb.de/ abrufbar.

Impressum:

Copyright © 2013 GRIN Verlag, Open Publishing GmbH
Druck und Bindung: Books on Demand GmbH, Norderstedt Germany
ISBN: 978-3-656-38984-2

Dieses Buch bei GRIN:

http://www.grin.com/de/e-book/210826/elisabeth-kuebler-ross-die-beruehmteste-
sterbeforscherin-der-welt

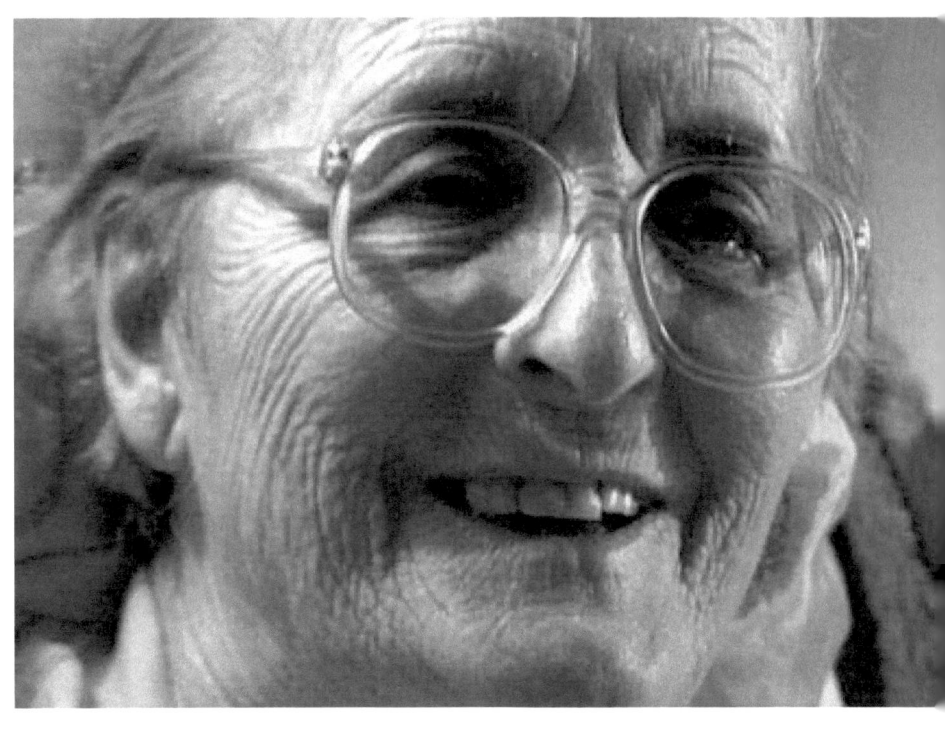

Elisabeth Kübler-Ross (1926–2004),
Foto von Fontana Film GmbH
(mit freundlicher Genehmigung von Stefan Haupt)

Ernst Probst

Elisabeth Kübler-Ross

Die berühmteste Sterbeforscherin
der Welt

Meiner Ehefrau Doris
gewidmet

Elisabeth Kübler-Ross

Die berühmteste Sterbeforscherin der Welt

Als berühmteste Sterbeforscherin der Welt gilt die aus der Schweiz stammende amerikanische Psychiaterin Elisabeth Kübler-Ross (1926–2004), geborene Kübler. Die Wissenschaftlerin befasste sich mehr als drei Jahrzehnte lang mit dem Sterben und dem Leben danach. Durch ihre therapeutische Arbeit mit Sterbenden trug sie dazu bei, eine der größten Ängste der Menschheit zu lindern: die Furcht vor dem Tod. Sie begleitete Tausende von Menschen beim Sterben und initiierte allein in den USA rund 2.500 Sterbehospize. Zeitungen bezeichneten sie als „Königin des Todes".

Elisabeth Kübler wurde am 8. Juli 1926 als eine der Drillinge des protestantischen Kaufmanns Ernst Jakob Kübler in Zürich geboren. Ihre Mutter Emma, geborene Villiger, hatte sich nach dem erstgeborenen Sohn Ernst noch eine Tochter gewünscht. Zur großen Überraschung der Eltern kamen gleich drei Mädchen zur Welt. Die beiden ersten, Elisabeth und Erika, wogen nur zwei Pfund, danach folgte als letzte die sechseinhalb Pfund schwere Eva. 1930 verließ die Familie Kübler ihre Stadtwohnung in Zürich und zog in das Dorf Meilen am Zürichsee, wo sie ein Landhaus gemietet hatte.

Bereits als Kind entwickelte sich Elisabeth zur Tierfreundin. Gegen Ende ihrer Kindergartenzeit schenkte ihr ein aus Afrika zurückgekehrter Freund der Familie einen kleinen Affen namens „Chicito". Im Keller ihres Elternhauses richtete sie eine Notfallstation für verletzte Vögel, Frösche und Schlangen ein. Zudem betreute sie die von ihren Eltern gehaltenen Kaninchen, die zu ihrem Entsetzen als Braten endeten.

In der Schule glänzte Elisabeth in Mathematik und Sprachen. Oft verteidigte sie schwache, hilflose oder behinderte Kinder, die sich nicht selbst wehren konnten, gegen Angriffe böser Schuljungen. Bereits als Kind gab man ihr wegen ihrer ungewöhnlichen Hilfsbereitschaft den Spitznamen „dr Pestalozzi". Als ein Pfarrer einmal im Unterricht die Köpfe ihrer Schwester Eva und einer Klassenkameradin zusammenstieß, warf Elisabeth ihm ihr Psalmbuch ins Gesicht, schrie ihm entgegen, dass er nicht praktiziere, was er sage, und rannte aus der Schule.

Nach dem Abschluss der Sekundarschule im Frühjahr 1942 wollte Elisabeth gern Medizin studieren und Ärztin werden, doch ihr Vater plante, sie in seiner Bürobedarfshandlung als Sekretärin und Buchhalterin zu beschäftigen. Sie lehnte dies ab, arbeitete aus Trotz als Hausmädchen bei einer Professorenwitwe mit drei Kindern in Romilly am Genfer See, kündigte aber wegen fortgesetzter schlechter Behandlung zu Weihnachten 1942 und kehrte zu ihren Eltern zurück.

Kurz danach arbeitete die 17-Jährige als Laborantin eines biochemischen Forschungslabors in Feldmeilen, fuhr bald jede Woche zwei Tage nach Zürich, lernte in der Berufsschule Chemie, Physik und Mathematik und war die Klassenbeste. Als das Forschungslabor Bankrott machte, verschaffte sich Elisabeth im Spätsommer 1943 eine Lehrstelle in der dermatologischen Abteilung des Zürcher Kantonsspitals.

Während ihrer Lehrzeit und später während ihres Studiums nahm Elisabeth mehrfach an freiwilligen Hilfseinsätzen des „Internationalen Friedensdienstes" („IFD") im Ausland teil.

Im Juni 1946 bestand sie ihre Laborantenprüfung, und einen Monat später arbeitete sie in der Augenklinik der Universität Zürich. 1947 nahm sie an einem Hilfseinsatz des „IFD" in Polen teil, besuchte das ehemalige Konzentrationslager („KZ") Maidanek und sah dort ergriffen von Kindern in die Wände gekratzte Schmetterlinge.

Ab Herbst 1950 büffelte Elisabeth Kübler ein Jahr lang jeweils nach ihrem Dienst in der Augenklinik nachts für die Prüfung zur „Matura" (Abitur), die sie im Herbst 1951 bestand. Ihre Schwester Erika und deren Ehemann Ernst liehen ihr 500 Schweizer Franken, die sie für eine neue Küche gespart hatten, für die Prüfungsgebühr. Nach mehrjährigem Studium an der medizinischen Fakultät der Universität Zürich promovierte Elisabeth im Herbst 1957 zur Ärztin.

Am 7. Februar 1958 heiratete die 31 Jahre alte Elisabeth Kübler den amerikanischen Arzt und Studienkollegen Dr. med. Emanuel („Manny") Robert Ross (1928–1991), der seit 1952 in Zürich lebte. Im Juni jenes Jahres siedelte sie mit ihm in die USA über. Aus der Ehe, die 1976 geschieden wurde, gingen 1960 der Sohn Kenneth und 1963 die Tochter Barbara hervor.

In New York City arbeitete Elisabeth Kübler-Ross zunächst am „Glen Cove Community Hospital", dann am „Baby Hospital" des „Columbia Presbyterian Medical Center", ab Juli 1959 in der psychiatrischen Abteilung des „Manhattan

State Hospital", wo sie sich nach drei Jahren als Fachärztin für Psychiatrie qualifizierte, und am „Montefiori Hospital". 1962/1963 wirkte „Dr. Ross", wie man Elisabeth in den USA nannte, am „Psychopathic Hospital" in Denver (Colorado) und danach bis 1965 als Dozentin für Psychiatrie am „Colorado General Hospital" in Denver.

Über das Thema „Sterben und Tod" sprach Elisabeth Kübler-Ross erstmals bei einer Vorlesung an der „University of Colorado" in Denver. Zwischen 1965 und 1970 fungierte sie als Assistenz-Professor am „Billings Hospital" der „University of Chicago" (Illinois). Anschließend stieg sie zum medizinischen Direktor am „Family Service and Mental Health Center of South Cook County, Chicago Heights" in Illinois auf.

Systematische Forschungen über Sterben und Tod machten Elisabeth Kübler-Ross bald weithin bekannt. Schwerkranke und Sterbende wirkten als eigentliche „Lehrer" des Forschungsbereiches Sterben und Tod. Elisabeth führte Interviews mit unheilbar kranken Menschen und sprach sie dabei direkt auf ihre Gefühle und Gedanken zu Tod und Sterben an. Anfangs reagierten vor allem Ärzte negativ auf diese Methode. Positiv war dagegen die Reaktion schwerkranker Patienten. Von 200 Todkranken nutzten 198 die Möglichkeit zu einer Aussprache.

Bei Vorträgen und Workshops gab Elisabeth Kübler-Ross weltweit Ärzten, Pflegekräften, Sozialarbeitern und Seelsorgern wertvolle Anregungen für den Umgang mit sterbenden und trauernden Menschen. Ihre wichtigste Botschaft war, die Helfenden sollten zuerst ihre eigenen Ängste und Lebensprobleme („unerledigte Geschäfte") so weit wie möglich klären, bevor sie sich Menschen am Lebensende hilfreich zuwenden konnten. In den Seminaren wurden nicht nur Erkenntnisse über die Verhaltensweisen Sterbender, sondern auch Hinweise über die praktische Hilfe am Krankenbett gegeben.

Elisabeth Kübler-Ross regte in den USA so genannte „Hospices" an, in denen Sterbende bis zu ihrem Ableben liebevoll gepflegt wurden. Auf ihre Initiative entstand 1982 in Washington das „Children's Hospital International" für todkranke Kinder. Ihr großes Verdienst war es, dass Todkranke in den Hospitälern der USA und in anderen Teilen der Welt nicht mehr in Badezimmer oder Flure geschoben wurden, bis ihr Leben vorüber war.

Die neue Einstellung gegenüber Sterben und Tod trug zum Erfolg der über 25 Bücher in mehr als 30 Sprachen von Elisabeth Kübler-Ross bei. Zu ihren bekanntesten Werken gehören „On Death and Dying" („Interviews mit Sterbenden", 1969), „Questions and Answers on Death and Dying" („Was können wir noch tun?", 1974), „Death – the Final Stage of Growth" („Reif werden zum Tode", 1975), „Living with Death and Dying" („Verstehen, was Sterbende sagen wollen. Einführung in ihre symbolische Sprache", 1982), „Working it through" („Befreiung aus der Angst", 1982), „On Children and Death" (1983, deutsch: „Kinder und Tod", 1984), „Über den Tod und das Leben danach" (1984), „Die unsichtbaren Freunde" (1985) und „AIDS – The Ultimate Challenge" („AIDS – Herausforderung zur Menschlichkeit, 1987).

In ihrem Buch „Interviews mit Sterbenden" beschrieb Elisabeth Kübler-Ross – basierend auf Erfahrungen von rund 200 sterbenden Patienten in den USA – fünf Phasen des Sterbens:

1. Nichtwahrhabenwollen und Isolierung: In dieser Phase wird die Krankheit zuerst vom Patienten geleugnet. Er

meint beispielsweise, der Arzt habe sich bei seiner Diagnose geirrt.

2. Zorn: In dieser Phase ist der Patient neidisch auf Weiterlebende. Dies löst Wutausbrüche gegen Schwestern, Pfleger, Ärzte und Angehörige aus, die nicht an seiner Krankheit leiden,

3. Verhandeln: In dieser flüchtigen Phase reagiert der Patient wie ein erst zorniges, dann verhandelndes Kind, das mit häuslichen Tätigkeiten eine Belohnung (längere Lebensspanne und Freiheit von Schmerzen erhandeln möchte.

4. Depression: In dieser Phase werden Zorn und Wut durch zwei Formen von Verzweiflung und Verlust abgelöst. Die erste Form bezieht sich beispielsweise auf einen bereits erfolgten Verlust eines Körperteils nach einer Operation, das Geld für das Krankenhaus und die Verantwortung für die Familie. Die zweite Form kümmert sich um einen drohenden Verlust wie den Tod oder die Abwesenheit im Leben der Verwandten.

5. Akzeptanz: In dieser Phase erwartet der Patient den Tod. Er ist nun frei von Gefühlen, sein Kampf gegen die schwere Krankheit ist vorbei, der Schmerz vergangen und er will nichts mehr von den Problemen der Außenwelt erfahren. Angehörige können nun am Besten durch stummes Zuhören helfen.

Gestützt durch ihre Erlebnisse mit Hunderten von Sterbenden und ihre Erkenntnisse aus Tausenden von Sterbeprotokollen, die sie gesammelt hatte, beschrieb Elisabeth Kübler-Ross den Moment des Todes als ganz befreiendes und schönes Erlebnis. Dabei löse man sich von seinem körperlichen Körper, der vielleicht im Bett liege, beobachte seinen Körper von oben ohne Angst und

Schmerzen und ohne Heimweh. Sterbende hätten Glücksgefühle. Von ihrem Körper lösten sie sich wie ein Schmetterling aus seinem Kokon.

Die weitverbreitete Angst vor dem Sterben sei auf die heutige Angst vor dem Leben zurückzuführen, meinte Elisabeth Kübler-Ross. Nach ihrer Ansicht gäbe es zu wenig Urvertrauen in das Leben und in die Schöpfung. Ganz anders sei dies bei alten Indianern in Amerika, alten Aborigines in Australien, alten Menschen auf Hawaii sowie bei alten Bauern in der Schweiz und in Deutschland. Diese schauten am Ende ihres Lebens auf ihr Land und auf ihre Arbeit und wüssten, dass sie gelebt hätten. Wer wirklich sinnvoll gelebt habe und dies wisse, habe keine Angst vor dem Tod.

Für Elisabeth Kübler-Ross war die Angst vor dem Tod eine künstliche Angst, die erst mit dem technischen Fortschritt der letzten 200 Jahre gekommen sei. Sie meinte, erst mit der Technologie, mit der Apparate-Medizin, mit der Entfremdung in den Familien sowie mit der Abwesenheit von spirituellen und religiösen Ritualen sei die Todesangst so schlimm geworden. Für sie war der Tod etwas, was man gar nicht fürchten müsse.

1977 hob Elisabeth Kübler-Ross die Arbeits- und Begegnungsstätte „Shanti Nilaya" („Haus des Friedens") in San Diego (Kalifornien) aus der Taufe. Weitere Gründungen in anderen Bundesstaaten der USA und im Ausland folgten.

Renommierte Universitäten und Colleges verliehen Elisabeth Kübler-Ross für ihre weltweit geschätzte wissenschaftliche Arbeit zwischen 1974 und 1996 insgesamt 23 Ehrendoktortitel. Außerdem erhielt sie mehr als 70 nationale und internationale Auszeichnungen. 1999 wählte die amerikanische Zeitschrift „TIME Magazine" die Sterbeforscherin unter die 100 größten Wissenschaftler und Denker des 20. Jahrhunderts.

Für ihr Frühwerk – vor allem für die Beschreibung der fünf Sterbephasen – erntete Elisabeth Kübler-Ross viel Anerkennung. Ihr Spätwerk dagegen bescherte ihr in Fachkreisen vermehrt Kritik. Man warf ihr vor, sie sei zunehmend esoterischer und unwissenschaftlicher geworden. Auf wenig Gegenliebe stieß ihre Behauptung, ein Leben nach dem Tod und die Reinkarnation seien „wissenschaftlich bewiesen". Man warf ihr sogar vor, sie habe das Sterben und den Tod verharmlost und beschönigt. In ihrem Klausurzentrum in Escondido (Kalifornien') habe sie spiritistische Sitzungen durchgeführt und sich von der Wissenschaft entfernt. Angekreidet hat man ihr auch, dass sie für das umstrittene Buch „Reinkarnation aktuell. Kinder beweisen ihre Wiedergeburt" des Esoterikers Trutz Hardo das Vorwort schrieb.

Die gläubige Protestantin behauptete, sie habe ständig Kontakt zu Jesus und zu ihren Schutzengeln. Natürlich höre sie Jesus nicht mit ihren Ohren und sehe ihn auch nicht mit ihren Augen. Aber sie höre und sehe ihn sehr gut mit ihrem Herzen und ihrem Geist. Das gehe viel tiefer und sei viel echter als die beschränkte Wahrnehmung über Ohren und Augen. Die Zahl ihrer Schutzengel bezifferte sie mit 44. Vermutlich habe sie so viele nötig, scherzte sie. 1980 gab sie den „Geistern", die über ihren Lebensweg wachten, öffentlich die Namen Mario, Anka, Salem und Willie. Angeblich sagten ihr diese bis in alle Einzelheiten, was sie tun solle. Fest überzeugt war sie davon, dass jeder Mensch, wenn er wolle, mystische Erfahrungen – so genannte „Instant-Erleuchtungen – haben könne.

Anfang Juli 1983 erwarb Elisabeth Kübler-Ross eine 120

Hektar große Farm in Head Waters (Virginia). In den 1980-er Jahren wandte sie sich vor allem dem Problem der Immunschwächekrankheit „acquired immune deficiency syndrome" („AIDS") zu. 1985 gab sie bekannt, sie wolle in Head Waters ein „AIDS"-Hospital für Babys einrichten, gab dies jedoch wegen starker Widerstände bald wieder auf. Gegner ihres Vorhabens schossen damals in ihre Fenster, töteten ihre Haustiere und schickten ihr Drohbriefe.

Im Juli 1990 feierte Elisabeth Kübler-Ross offiziell die Eröffnung des „Elisabeth Kübler-Ross-Zentrums" in Head Waters. Am 6. Oktober 1994 brannte ihr Haus in Head Waters während ihrer Abwesenheit bis auf Grundmauern nieder. In den Flammen ging ihr ganzer persönlicher Besitz, darunter 20.000 Fallgeschichten, die sie während der Forschungsarbeit über das Leben nach dem Tod gesammelt hatte, verloren.

Danach zog Elisabeth Kübler-Ross nach Scottsdale (Arizona) in ein Lehmziegelhaus mitten in der Wüste. 1995 erlitt sie mehrere Schlaganfälle. Ihre Ärzte rieten ihr deswegen, auf den Genuss von Zigaretten, Kaffee und Schokolade zu verzichten. 1997 erschien ihre Autobiographie „Das Rad des Lebens", die sie in Erwartung ihres Todes als ihr letztes Buch betrachtete.

Doch bald fasste die weltberühmte Schweizer Sterbebegleiterin, deren ganze linke Seite gelähmt war, neuen Lebensmut. Zur Besserung ihres schlechten Gesundheitszustandes trug ein Heiler namens Joseph bei, der ihr beibrachte, sich ihrem Schicksal zu ergeben, Geduld zu lernen und sich selbst zu lieben. Eines Tages konnte sie sogar ohne Rollstuhl und ohne Gehhilfe aufstehen.

Bei einem Interview mit Jean-François Duval für die Zeitschrift „Brückenbauer" im Jahre 1987 verriet Elisabeth

Kübler-Ross, sie sei früher nur glücklich gewesen, wenn sie geben konnte und nun könne sie nicht mehr geben. Wenn sie etwas wert gewesen sei, dann nur durch ihre Arbeit. Mit dieser Idee sei sie aufgewachsen. In der Schweiz sei sie nach dem Grundsatz erzogen worden: arbeiten, arbeiten, arbeiten. Die richtige Mischung sei aber: halb arbeiten, halb tanzen. Sie selbst habe zu wenig gespielt und zu wenig getanzt. Nach ihrem Gehirnschlag sei sie nichts mehr gewesen und habe nur noch gehofft, zu sterben. Doch jetzt könne sie in die Küche gehen, sich eine Tasse Kaffee oder das Frühstück aus dem Kühlschrank holen. Dem „Brücken- bauer"-Interviewer erzählte Elisabeth Kübler-Ross, sie habe an einem Zehn-Kilometer-Rennen für Rollstuhlfahrer in Phoenix (Arizona) teilgenommen. Nach dieser Wohltä- tigkeitsveranstaltung mit Zehntausenden von Besuchern habe sie sich für das nächste Rollstuhlfahrerrennen ange- meldet.

Auch im höheren Alter veröffentlichte Elisabeth Kübler- Ross noch weitere Bücher. Zu ihren späten Werken zählen „AIDS – Herausforderung zur Menschlichkeit" (2001), „Befreiung von der Angst" (2001), „Geborgen im Leben – Wege zu einem erfüllten Dasein" (2001), „Der Dougy- Brief. Worte an ein sterbendes Kind" (2003), „Kinder und Tod" (2003), „Was können wir noch tun?" (2003), „Er- fülltes Leben, würdiges Sterben" (2004), „Reif werden zum Tode" (2004), „Verstehen, was Sterbende sagen wollen" (2004) und „Dem Leben neu vertrauen" (2006). Ihre Werke erschienen in millionenfacher Auflage.

Ihren 75. Geburtstag feierte Elisabeth Kübler-Ross im Juli 2001 zusammen mit ihren beiden Drillingsschwestern Eva und Erika sowie ihrem Sohn Kenneth und ihrer Tochter Barbara in Riehen bei Basel in der Schweiz. Dort führte der deutsche Journalist und Buchautor Franz Alt sein drittes Interview mit ihr. Bei dem Gespräch saß sie halbseitig gelähmt im Rollstuhl und redete mit Händen und Füßen. Wie schon drei Jahre zuvor bei 45 Grad Hitze in ihrem Lehmziegelhaus in der Wüste in Arizona erklärte Elisabeth Kübler-Ross, sie habe nur noch den großen Wunsch, zu sterben und zwar ganz rasch, am liebsten heute Nacht. Auf die Frage, was sie als ihre größte Leistung ansehe, gab sie die Antwort: „Dass ich den Tod und das Sterben aus der Toilette herausgeholt habe". Allein in den USA sei sie für 2.000 Sterbehospize verantwortlich gewesen. Heute könnten die Sterbenden wählen, ob sie zu Hause, im Krankenhaus oder im Hospiz „auf die andere Seite" gehen wollten.

Nach eigenem Bekunden hatte Elisabeth Kübler-Ross mehrere Nahtod-Erlebnisse. Hierzu sagte sie: „Das heißt, ich war auf der anderen Seite. Ich weiß also, wovon ich spreche. Nach dem Tod lernen wir erst die bedingungslose Liebe kennen. Es gibt dort keine Begrenzungen mehr".

Niemand sterbe allein, glaubte Elisabeth Kübler-Ross. Auf jeden Sterbenden warteten drüben die Menschen, die ihm am nächsten standen. Viele Sterbende hätten ihr das erzählt. Nicht gut zu sprechen war die Sterbeforscherin auf die Ärzte. Wenn ein Patient sterbe, sei das für die meisten Ärzte noch immer eine Katastrophe. Für diese sei der Tod ein Feind, was ihr Grundirrtum sei.

Unter dem Titel „Elisabeth Kübler-Ross: Dem Tod ins Gesicht sehen" (2002) drehte der schweizerische Regisseur Stefan Haupt einen sehenswerten Dokumentarfilm über die Psychiaterin und Sterbebegleiterin. Dieser 95-minütige Streifen ist als DVD bei „Amazon" erhältlich. Im Mittelpunkt des Film stehen Gespräche mit Elisabeth Kübler-Ross, in denen sie auf ihr Leben zurückblickt, von ihrer Kindheit und ihrer Arbeit erzählt sowie davon, wie sie mit ihrem eigenen Altern und Sterben umzugehen versucht. Einblick in ihr außergewöhnliches Leben geben außerdem Interviews mit ihren beiden Drillingsschwestern Erika und Eva, Freunden und Freundinnen, Mitarbeitern und Mitarbeiterinnen sowie reichhaltiges Archivmaterial. In diesem Dokumentarfilm erklärte Elisabeth Kübler-Ross: „Heute bin ich sicher, dass es ein Leben nach dem Tod gibt. Und dass der Tod, unser körperlicher Tod, einfach der Tod des Kokons ist. Bewusstsein und Seele leben auf einer anderen Ebene weiter. Ohne jeden Zweifel."

Besonders angetan war Elisabeth Kübler-Ross von der kleinen, heimwehkranken Hauptfigur aus dem Film „E. T. – der Außerirdische" (1982) des amerikanischen Regisseurs Steven Spielberg. Dieser Streifen, in dem die siebenjährige Schauspielerin Drew Barrymore als niedliche „Gertie" den drolligen „E. T." das Sprechen lehrte und ihm Küsschen gab, rührte die ganze Welt. Den Film über „E. T." schaute sich Elisabeth oft auf Kassette an. Ihren Besuchern fiel auf, dass sich ihrem Haus etliche Figuren von „E. T." befanden. Mit Erlaubnis von Steven Spielberg ließ sie sogar auf mehrere hundert Luftballons einen „E. T." aufdrucken und wünschte sich, dass ihr Sohn diese Ballons fliegen lassen solle, wenn sie tot sei. Das werde ein Fest, meinte sie.

Nach mehreren Schlaganfällen wartete Elisabeth Kübler-Ross in ihrem Haus in Scottsdale in der Wüste von Arizona auf den Tod. Sie führte sie ein einsames Leben und litt häufig unter großen Schmerzen. Am Dienstagabend, 24. August 2004, erfüllte sich ihr Wunsch zu sterben, als sie im Alter von 78 Jahren ihr Leben aushauchte.

Zitate von Elisabeth Kübler-Ross

Benutze die Zeit nicht leichtfertig, die dir zu verbringen gegeben ist. Gehe fürsorglich mit ihr um, damit dir jeder Tag neue Reife, neue Einsichten und ein neues Bewusstsein schenkt!

Das Leben ist eine Schule: Wir sind da, um etwas zu lernen und etwas zu lehren.

Der Moment des Todes ist ein ganz befreiendes, schönes Erlebnis. Man löst sich von seinem körperlichen Körper, der vielleicht im Bett liegt. Man beobachtet seinen Körper von oben ohne Angst und ohne Schmerzen und ohne Heimweh.

Der Tod ist nur das Umziehen in ein schöneres Haus.

Die Angst vor dem Tod ist eine künstliche Angst. Eine Angst, die erst mit dem technischen Fortschritt in den letzten 200 Jahren gekommen ist. Erst mit der Technologie und auch mit der Apparate-Medizin, mit der Entfremdung in den Familien, mit der Abwesenheit von spirituellen und religiösen Ritualen, ist es mit der Angst so schlimm geworden. Dabei ist der Tod etwas, was wir gar nicht fürchten müssen.

Die Zeit heilt nicht alle Wunden, sie lehrt uns nur, mit dem Unbegreiflichen zu leben.

Erst wenn alle Arbeit getan ist, wofür wir auf die Erde kamen, dürfen wir unseren Körper ablegen. Dann werden wir frei sein von Schmerzen, Angst und Kummer – frei sein, wie ein bunter, schöner Schmetterling – und dürfen heimkehren zu Gott.

Es gibt keinen Tod. Der Tod ist nur ein Übergang in eine andere Frequenz und ein wunderbares Erlebnis. Das Leben ist viel schwieriger als der Tod. Die Angst vor dem Tod ist unbegründet.

Geduld finde ich langweilig und Selbstliebe ist auch nicht mein Ding.

Habt einander heute, lieb, weil ihr nicht wisst, was morgen kommt.

Heute bin ich sicher, dass es ein Leben nach dem Tod gibt. Und dass der Tod, unser körperlicher Tod, einfach der Tod des Kokons ist. Bewusstsein und Seele leben auf einer anderen Ebene weiter. Ohne jeden Zweifel.

Ich habe ständig Kontakt zu Jesus und zu meinen Schutzengeln. Ich habe 44 Schutzengel.

Jedes Ende ist ein strahlender Beginn.

Lebe nicht so, dass du nicht rückwirkend sagen musst: Gott, wie habe ich mein Leben vertan!

Nach dem Tod lernen wir erst die bedingungslose Liebe kennen. Es gibt dort keine Begrenzungen mehr.

Sterben – das ist, als würde man bald in die Ferien fahren. Ich freue mich schon unheimlich.

Sterbende haben Glücksgefühle. Sie lösen sich von ihrem Körper, wie ein Schmetterling aus seinem Kokon. Der Glückszustand der Transformation vom körperlichen zum körperlichen Zustand ist unbeschreiblich schön.

Wenn wir jeden Tag einfach tun, was wir können und uns keine Sorgen über morgen machen, dann vergeht auch die Angst vor dem Tod. Wenn ich diesen Moment richtig lebe, vor was soll ich dann Angst haben?

Wohin treibt eine Gesellschaft, die den Akzent auf Zahlen und Massen statt auf den Einzelnen legt?

Meilensteine der Medizin

Vor mehr als 50.000 Jahren: Die früheste Operation in der Geschichte der Menschheit wurde vielleicht schon zur Zeit der so genannten späten Neandertaler vor mehr als 50.000 Jahren vorgenommen. Dabei handelt es sich möglicherweise um die Amputation eines Armes an einem Neandertaler, dessen fossile Skelettreste in Shanidar (Irak) entdeckt wurden.

Um 5500–4900 v. Chr.: Die Bauern der Linienbandkeramischen Kultur, deren Name auf der bänderartigen Verzierung ihrer Tongefäße beruht, nehmen Schädeloperationen (Trepanationen) vor. Einer der frühesten misslungenen Eingriffe ist aus dem Gräberfeld von Höhnheim-Suffelsweyersheim im Elsaß (Frankreich) bekannt.

Um 5500–4900 v. Chr.: Die früheste Einrichtung und Ruhigstellung eines gebrochenen Armes kennt man aus der Zeit der erwähnten Linienbandkeramischen Kultur. Sie erfolgte bei einem Mann aus dem Gräberfeld vom Viesenhäuser Hof bei Stuttgart-Mühlhausen, dessen linker Unterarm gebrochen war und dank medizinischer Fürsorge gut verheilt ist.

5500 bis 2000 v. Chr.: Die meisten gelungenen Schädeloperationen der Jungsteinzeit in Mitteleuropa erfolgten zur Zeit der Trichterbecher-Kultur (vor etwa 4300 bis 3000 v. Chr.), der Walternienburg-Bernburger Kultur (vor etwa 3200 bis 2800 v. Chr.) und der Schnurkeramischen Kultur (vor etwa 2800 bis 2400 v. Chr.). Die von Medizinmännern der Walternienburg-Bernburger Kultur vorgenommenen Schädeloperationen sind – nach den Funden mit verheilten Wundrändern zu schließen – etwa zu 90 Prozent gelungen.

4300–3000 v. Chr.: Als die ältesten Medizinfläschchen gelten die aus Ton modellierten Kragenflaschen der Trichterbecher-Kultur in Norddeutschland. Ein solches kleines kugeliges Gefäß mit engem Hals aus Gellenerdeich bei Oldenburg (Niedersachsen) hatte Schwefel enthalten, der im Altertum als Medizin gegen mancherlei Krankheiten diente.

Um 2100–2000 v. Chr.: Die ersten Rezepte werden in sumerische Tontäfelchen eingeritzt.

Nach 800 v. Chr.: Der älteste Fund eines Verbandes stammt aus der älteren Vorrömischen Eisenzeit, die in Mitteleuropa nach einem österreichischen Fundort als Hallstatt-Zeit bezeichnet wird. Mit diesem Verband war der nach einer Verletzung vereiterte Arm eines Menschen umhüllt gewesen, dessen Skelettreste in der Schachthöhle bei Rückersdorf unweit von Nürnberg (Bayern) geborgen wurden.

Zwischen dem 8. und 4. Jahrhundert v. Chr.: Die Etrusker in Italien befestigen künstliche Goldzähne an den benachbarten stabilen Zähnen. Das beweisen Funde aus Gräbern jener Zeit.

Nach 330 v. Chr.: Griechische Ärzte verfassen den „hippokratischen Eid als ethischen Codex.

Vor 1300 n. Chr.: In Italien werden die ersten Augengläser zum Lesen verwendet.

1316: Das erste Lehrbuch der Anatomie erscheint. Verfasser ist der Mediziner Mondino dei Liucci aus Bologna in Italien, der zuvor zwei weibliche Leichen seziert hat.

1345: Die erste Apotheke, in der Arznei verkauft wird, wird in London eröffnet.

1456: In Mainz wird mit den Typen der 36-zeiligen Gutenberg-Bibel das erste medizinische Werk gedruckt. Es handelt sich um einen Aderlass- und Laxierkalender.

1726: Der englische Naturforscher und Geistliche Stephen Hales (1677–1761) misst an einer lebenden Stute zum ersten Mal exakt den Blutdruck eines Tieres.

1754: An der Universität Halle (Saale) promoviert die Arzttochter Dorothea Christiane Erxleben (1715–1762), geb. Leporin, als erste Frau in Deutschland zum „Doktor der Medizin".

1804: Der deutsche Apotheker Friedrich Wilhelm Sertürner (1783–1841) entdeckt das Morphium.

1811: Der aus Schottland stammende Anatom Charles Bell (1774–1842) entdeckt, wie das Nervensystem funktioniert.

1838: Der deutsche Arzt und Chirurg Jacob von Heine (1800–1879) beschreibt auf der Versammlung der deutschen Naturforscher und Ärzte in Freiburg/Breisgau die spinale Kinderlähmung.

1846: Der amerikanische Zahnarzt William Morton (1819–1868) führt bei einer Operation in Boston (Massachusetts) die Anästhesie eines Patienten durch.

1846: Der französische Chirurg und Gynäkologe Joseph Claude Anthèlme Récamier (1774–1852) führt die „Curette" als chirurgisches Instrument zur Ausschabung der Gebärmutter ein.

1851: Der deutsche Physiker und Physiologe Hermann Helmholtz (1821–1894) erfindet den Augenspiegel, mit dem man erstmals die Netzhaut im Augenhintergrund untersuchen kann.

1855: Der Arzt Guillaume Benjamin Armand Duchenne de Boulogne (1806–1875) heilt Nervenkranke mit elektrischem Strom.

1865: Der österreichische Augustinermönch und Botaniker Gregor Mendel (1822–1884) entdeckt die Gesetzmäßigkeiten der Vererbung.

1867: Die Russin Nadeshda Suslowa promoviert als erste Frau an der Universität Zürich zum „Doktor der Medizin".

1871: Der amerikanische Zahnarzt James Beall Morrison (1829–1917) erfindet die Tretbohrmaschine mit bis zu 2.000 Umdrehungen pro Minute.

1873: Der norwegische Arzt Armauer Hansen (1841–1912) entdeckt den Erreger der Lepra.

1874: Marie Heim-Vögtlin (1845–1916) wird erste schweizerische Ärztin.

1882: Der deutsche Bakteriologe Robert Koch (1843–1910) entdeckt den Tuberkelbazillus.

1886: Der deutsche katholische Pfarrer und Naturheilkundige Sebastian Kneipp (1821–1897) veröffentlicht sein Buch „Meine Wasserkur" (bis 1894 bereits 50 Auflagen).

1895: Der deutsche Physiker Wilhelm Conrad Röntgen (1845–1923) entdeckt die Röntgenstahlen.

1899: Der deutsche Bundesrat beschließt am 20. April 1899, Frauen zum Medizinstudium und zu den Prüfungen zuzulassen.

1901: Der österreichische Pathologe und Bakteriologe Karl Landsteiner (1868–1943) entdeckt die Blutgruppen.

1901: Ida Democh legt am 31. März 1901 als erste deutsche Frau in Halle/Saale ein medizinisches Staatsexamen ab.

1902: Die ersten Mischnarkosegeräte für Äther, Chloroform und Sauerstoff kommen zum Einsatz.

1902: Dem niederländischen Physiologe Willem Einthoven (1860–1927) glückt das erste Elektrokardiogramm (EKG).

1903: Das von dem berühmten deutschen Chirurgen Ferdinand Sauerbruch (1875–1951) entwickelte Unter-druckverfahren erlaubt Lungen-Operatio-nen.

1905: Der deutsche Zoologe Fritz Schaudinn (1871–1906) und der deutsche Dermatologe Erich Hoffmann (1868–1959) entdecken den Erreger der Syphilis.

1906: Dem deutschen Zoologen Karl Eduard Zirm (1863–1944) gelingt die erste erfolgreiche Hornhautübertragung.

1906: Der Frankfurter Serologe und Pharmakologe Paul Ehrlich (1854–1915) und der japanische Bakteriologe Sahatschiro Hata (1873–1938) entwickeln „Salvarsan" zur Behandlung von Syphilis.

1910: Die Internisten Georg Kelling (1886–1945) aus Dresden und Hans Christian Jacobeus (1879–1937) aus Stockholm führen die ersten Bauchspiegelungen (Laparo-skopien) beim Menschen durch.

1910: Der New Yorker Internist Max Einhorn ernährt zum ersten Mal einen Patienten mit Hilfe einer Magensonde.

1913: Der deutsche Bakteriologe Emil von Behring (1854–1917) nimmt die erste Diphterie-Impfung vor.

1913: Der aus Polen stammende Biochemiker Casimir Funk (1884–1967) entdeckt die Vitamine.

1916: Ferdinand Sauerbruch entwickelt künstliche Glied-maßen wie den so genannten „Sauerbruch-Arm".

1918: Dr. med. Adele Hartmann (1881–1937) darf sich als erste deutsche Frau in München für das Fach Anatomie habilitieren.

1921: Frederik Grant Banting (1891–1941) und Charles Herbert Best (1899–1978) isolieren das Insulin. Die Diabetesforschung beginnt.

1924: Der Internist Georg Haas (1886–1971) nimmt in Gießen mit einer „künstlichen Niere" die erste „Blutwä-sche" (Hämodialyse) vor.

1928: Der britische Bakteriologe Alexander Fleming (1881–1955) entdeckt die Wirkung von Penicillin.

1929: Der deutsche Psychiater und Neurophysiologe Hans Berger (1873–1941) schreibt das erste Elektro-Enzephalo-gramm (EEG) bei Epilepsie.

1929: Der deutsche Chirurg und Urologe Werner Forßmann (1904–1979) führt als erster eine Herzkathede-risierung im Selbstversuch durch.

1929: Die Biochemiker Maurice H. Friedmann und Maxwell E. Lapham (1899–1983) entwickeln eine Labor-methode, um Frühschwangerschaften zu diagnostizieren.

1931: Der deutsche Chirurg Rudolph Nissen (1896–1981) entfernt zum ersten Mal operativ einen Lungenflügel.

1931: Der deutsche Physiker Ernst Ruska (1906–1988) entwickelt in Berlin das Elektronenmikroskop.

1932: Der deutsche Chirurg Rudolf Schindler (1888–1968) entwickelt einen Magenspiegel (Gastroskop).

1937: Die italienischen Ärzte Ugo Cerletti (1877–1963) und Lucio Bini (1908–1964) führen die Elektrokrampftherapie als neue Behandlungsmethode ein.

1939: Der Berliner Kinderarzt Georg Bessau (geboren 1884) führt die vorbeugende Behandlung der Rachitis mit „Vitamin D" bei Säuglingen ein.

1940: Der österreichisch-amerikanische Hämatologe Karl Landsteiner (1868–1943) und sein amerikanischer Kollege Alexander Solomon Wiener (1907–1976) entdecken den Rhesus-Faktor.

1940: Der australische Arzt Norman McAlister Gregg (1892–1966) erkennt den Zusammenhang zwischen bestimmten Missbildungen und der Rötelnerkrankung Schwangerer.

1943: Der niederländische Arzt Willem Johan Kolff (geboren 1911) führt in Holland Versuche der Blutwäsche (Hämodialyse) durch.

1944: Der amerikanische Herzchirurg Alfred Blalock (1899–1964) nimmt in Baltimore (Maryland) zum ersten Mal erfolgreich eine Operation bei einem Kind mit angeborenem Herzfehler vor.

1946: Der amerikanische Virologe John Franklin Enders (1897–1985) entwickelt zusammen mit einer Arbeitsgruppe eine Schutzimpfung gegen Mumps.

1948: Dem amerikanischen Kinderarzt Sidney Farber gelingen erste Teilerfolge bei der Bekämpfung der Leukämie.

1950: Der amerikanische Chirurg Richard H. Lawler nimmt in Chicago die erste Nierentransplantation vor.

1953: Der amerikanische Herzchirurg John Heysham Gibbon (1903–1973) setzt die Herz-Lungen-Maschine bei der Operation am offenen Herzen ein.

1953: Die erste Nierentransplantation von einem lebenden Organspender wird in Paris unter Leitung des französischen Chirurgen Jean Hamburger durchgeführt. Der 16-jährige Marius Renard erhält eine Niere seiner Mutter, die jedoch abgestoßen wird. Marius stirbt am 27. Januar 1954.

1954: Dem amerikanischen Bakteriologen Jonas Salk und seinem Landsmann, dem Kinderarzt und Virologen Albert Bruce Sabin, glückt die Herstellung von Impfstoffen gegen spinale Kinderlähmung (Poliomyelitis).

1958: Der schwedische Herzchirurg Åke Senning implantiert in Stockholm den ersten Herzschrittmacher.

1962: Der deutsche Kinderarzt Widukind Lenz erkennt Thalidomid (Contergan) als Ursache schwerer Missbildungen bei Neugeborenen.

1967: Der südafrikanische Chirurg Christiaan Barnard (1922–2001) nimmt am 3. Dezember im Groote-Shuure-Hospital in Kapstadt (Südafrika) die erste Herztransplantation vor. Das Herz der bei einem Verkehrsunfall ums Leben gekommenen Denise Darvall wird dem 54-jährigen Lebensmittelhändler Louis Washkansky eingesetzt. Der Eingriff gelingt, doch der Patient stirbt 18 Tage später an einer Infektion.

1968: Dem amerikanischen Hämatologen Edward Donnall Thomas glückt die erste Knochenmarkstransplantation. Dafür erhält er 1990 den „Nobelpreis für Physiologie und Medizin".

1976: Der britische Elektroingenieur Godfrey Newbold Hounsfield entwickelt die erste Computertomographie.

1978: In Oldham (England) wird das erste durch Befruchtung außerhalb des Körpers entstandene „Retorten-Baby" geboren.

1981: Die Immunschwäche AIDS wird in Kalifornien als neue Seuche erkannt.

1983: Die Kernspintomographie wird klinisch eingeführt.

LITERATUR

ALT, Franz: „Der Tod ist eine beglückende Erfahrung", franz alt Sonnenseite.com, 2005

ELISABETh KÜBLER-ROSS
http://www.elisabethkublerross.com

FEMBIO, Institut für Frauen-Biographie-Forschung
http://www.fembio.org

FRANKFURTER ALLGEMEINE ZEITUNG: Sterbeforscherin Elisabeth Kübler-Ross ist tot, Frankfurt am Main, 25. August 2004

INTERNET MOVIE DATABASE
http://www.imdb.de / http://www.imdb.com

HAUPT, Stefan: Elisabeth Kübler-Ross: Dem Tod ins Gesicht sehen, DVD, 2004

HOSPIZ.ORG http://www.hospiz.org
(Nachfolgeorganisation von Shanty Nilaya)

KÜBLER-ROSS, Elisabeth: Die unsichtbaren Freunde, Glattbrugg-Zürich 1984

KÜBLER-ROSS, Elisabeth: Das Rad des Lebens. Autobiographie, München 1997

KÜBLER-ROSS, Elisabeth: AIDS – Herausforderung zur Menschlichkeit, München 2001

KÜBLER-ROSS, Elisabeth: Befreiung aus der Angst, München 2001

KÜBLER-ROSS, Elisabeth: Geborgen im Leben – Wege zu einem erfüllten Dasein, München 2001

KÜBLER-ROSS, Elisabeth: Interviews mit Sterbenden, München 2001

KÜBLER-ROSS, Elisabeth: Der Dougy-Brief. Worte an ein

sterbendes Kind, Güllesheim 2003

KÜBLER-ROSS, Elisabeth: Kinder und Tod, München 2003

KÜBLER-ROSS, Elisabeth: Was können wir noch tun? München 2003

KÜBLER-ROSS, Elisabeth: Erfülltes Leben, würdiges Sterben, Gütersloh 2004

KÜBLER-ROSS, Elisabeth: Reif werden zum Tode, München 2004

KÜBLER-ROSS, Elisabeth: Verstehen, was Sterbende sagen wollen, München 2004

KÜBLER-ROSS, Elisabeth: Dem Leben neu vertrauen. Den Sinn des Trauerns, durch fünf Stadien des Verlusts finden, Freiburg 2006

PROBST, Ernst: Deutschland in der Steinzeit, München 1991

PROBST, Ernst: Rekorde der Urmenschen, München 1992

PROBST, Ernst: Superfrauen 5 – Wissenschaft, Mainz-Kostheim 2001

STERN.DE: Elisabeth Kübler-Ross. Sterben – das ist, als würde man bald in die Ferien fahren, Hamburg, 25. August 2004

WELCH, Fern Stewart / WINTERS, Rose / ROSS, Kenneth: Zum Tee bei Elisabeth Kübler-Ross, Güllesheim 2007

WIKIPEDIA (Online-Lexikon) http://wikipedia.org

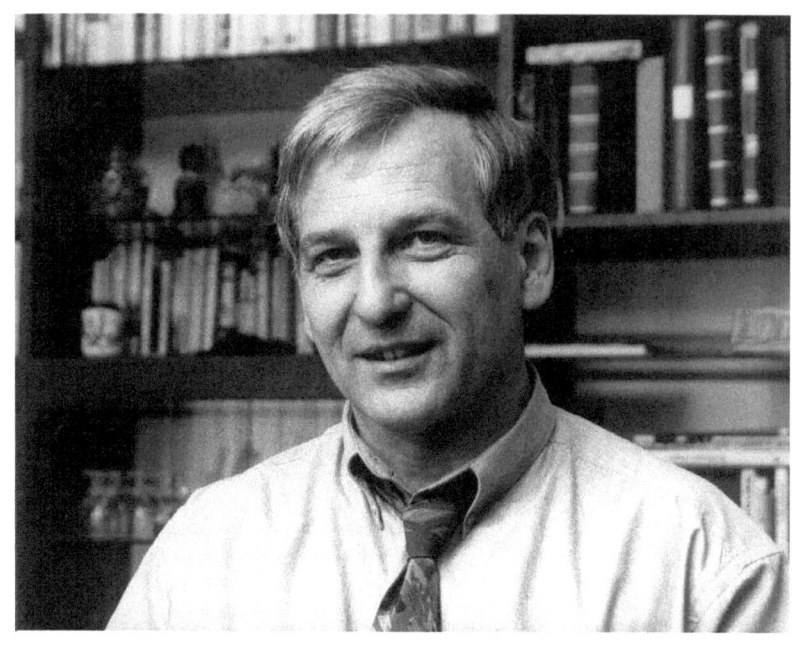

Autor Ernst Probst,
Foto von Klaus Benz, Fotograf, Mainz-Laubenheim

DER AUTOR

Ernst Probst, geboren am 20. Januar 1946 in Neunburg vorm Wald im bayerischen Regierungsbezirk Oberpfalz, ist Journalist und Wissenschaftsautor. Er arbeitete von 1968 bis 1971 als Redakteur bei den „Nürnberger Nachrichten", von 1971 bis 1973 in der Zentralredaktion des „Ring Nordbayerischer Tageszeitungen" in Bayreuth und von 1973 bis 2001 bei der „Allgemeinen Zeitung", Mainz. In seiner Freizeit schrieb er Artikel für die „Frankfurter Allgemeine Zeitung", „Süddeutsche Zeitung", „Die Welt", „Frankfurter Rundschau", „Neue Zürcher Zeitung", „Tages-Anzeiger", Zürich, „Salzburger Nachrichten", „Die Zeit", „Rheinischer Merkur", „Deutsches Allgemeines Sonntagsblatt", „bild der wissenschaft", „kosmos", „Deutsche Presse-Agentur" (dpa), „Associated Press" (AP) und den „Deutschen Forschungsdienst" (df). Aus seiner Feder stammen die Bücher „Deutschland in der Urzeit" (1986), „Deutschland in der Steinzeit" (1991), „Rekorde der Urzeit" (1992), „Dinosaurier in Deutschland" (1993 zusammen mit Raymund Windolf) und „Deutschland in der Bronzezeit" (1996). Ab 2000 verfasste er eine 14-bändige Taschenbuchreihe über berühmte Frauen. Von 1986 bis heute veröffentlichte er mehr als 200 Bücher, Taschenbücher, Broschüren und E-Books. Eine seiner Spezialitäten sind Biografien über berühmte Frauen.

Bücher von Ernst Probst

Superfrauen 1 – Geschichte
Superfrauen 2 – Religion
Superfrauen 3 – Politik
Superfrauen 4 –Wirtschaft und Verkehr
Superfrauen 5 – Wissenschaft
Superfrauen 6 – Medizin
Superfrauen 7 – Film und Theater
Superfrauen 8 – Literatur
Superfrauen 9 – Malerei und Fotografie
Superfrauen 10 – Musik und Tanz
Superfrauen 11 – Feminismus und Familie
Superfrauen 12 – Sport
Superfrauen 13 – Mode und Kosmetik
Superfrauen 14 – Medien und Astrologie
Superfrauen aus dem Wilden Westen

Königinnen der Lüfte in Deutschland
Königinnen der Lüfte in Frankreich
Königinnen der Lüfte in England, Australien
und Neuseeland
Königinnen der Lüfte in Europa
Königinnen der Lüfte in Amerika
Königinnen der Lüfte von A bis Z
Frauen im Weltall
Drei Königinnen der Lüfte in Bayern (zusammen
mit Josef Eimannsberger)

Christl-Marie Schultes. Die erste Fliegerin in Bayern
Sturzflüge für Deutschland. Kurzbiografie der Testpilotin
Melitta Schenk Gräfin von Stauffenberg (zusammen
mit Heiko Peter Melle)
Tony und Bruno Werntgen. Zwei Leben für die Luftfahrt
(zusammen mit Paul Wirtz)

Julchen Blasius. Die Räuberbraut des Schinderhannes
Cortes und Malinche. Der spanische Eroberer
und seine indianische Geliebte
Der Schwarze Peter. Ein Räuber im Hunsrück
und Odenwald
Hildegard von Bingen. Die deutsche Prophetin
Johann Jakob Kaup. Der große Naturforscher
aus Darmstadt
Königinnen des Films 1. Von Lucille Ball
bis zu Sophia Loren
Königinnen des Films 2. Von Anna Magnani
bis zu Mae West
Königinnen des Films in Italien. Anna Magnani –
Giulietta Masina – Gina Lollobrigida – Sophia Loren
Königinnen des Tanzes
Königinnen des Theaters
Machbuba. Die Sklavin und der Fürst
Malende Superfrauen. Sofonisba Anguissola –
Frida Kahlo – Angelika Kauffmann – Paula Modersohn-
Becker – Séraphine Louis – Marianne von Werefkin
Pocahontas. Die Indianer-Prinzessin aus Virginia
Pompadour und Dubarry. Die Mätressen von Louis XV.
Maria Stuart. Schottlands tragische Königin
Elisabeth I. Tudor. Die jungfräuliche Königin
Zenobia.Eine Frau kämpft gegen die Römer

Meine Worte sind wie die Sterne. Die Entstehung der Rede
des Häuptlings Seattle (zusammen mit Sonja Probst)
Der Ball ist ein Sauhund. Weisheiten und Torheiten
über Fußball (zusammen mit Doris Probst)
Worte sind wie Waffen. Weisheiten und Torheiten
über die Medien (zusammen mit Doris Probst)
Schweigen ist nicht immer Gold. Zitate von A bis Z
Weisheiten der Indianer

Bestellungen bei: http://www.grin.com